COURS

DE

CHIMIE MÉDICALE

ET DE

PHARMACIE.

PAR

A.-T. CHRESTIEN,

Docteur et Professeur-Agrégé à la Faculté de médecine de Montpellier,
ex-Chirurgien de la Marine royale, Membre fondateur du Conseil
de santé d'Oran, Membre des Sociétés de médecine pratique de Paris
et de Montpellier, des Sociétés médicales de Dijon et de Chambéry,
des Sociétés impériales de médecine de Bordeaux, Marseille, Lyon,
Nimes et Alger, de la Société des sciences médicales de la Moselle,
de la Société des sciences médicales et naturelles de Bruxelles, de
l'Académie de médecine et de chirurgie de Madrid, de la Société
physico-médicale d'Erlangen.

1re LIVRAISON.

MONTPELLIER,

IMPRIMERIE DE RICARD FRÈRES, PLAN D'ENCIVADE, 3.

1856.

COURS

DE

CHIMIE MÉDICALE

ET DE

PHARMACIE.

PAR

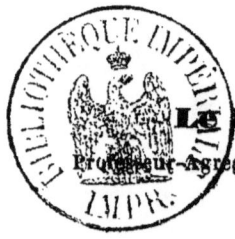

Le Doct A.-T. CHRESTIEN,

Professeur-Agrégé à la Faculté de médecine de Montpellier, etc., etc.

DISCOURS D'OUVERTURE.

MONTPELLIER,

IMPRIMERIE DE RICARD FRÈRES, PLAN D'ENCIVADE, 3.

1856.

COURS

DE CHIMIE MÉDICALE

ET

DE PHARMACIE.

———⋙◇⋘———

Messieurs,

La chaire de *chimie médicale et de pharmacie* est vacante, au sein de cette Faculté; et j'ambitionne l'honneur de la mériter.

Pour cela, je viens vous dire comment je crois que cet enseignement doit y être fait.

Et d'abord qu'est-ce que la chimie médicale?

C'est évidemment celle qui s'applique à la médecine ; mais les applications de la chimie à l'art de guérir étant diverses, voyons quelles sont celles qui doivent faire l'objet de ce cours. Or, pour atteindre à ce but, je crois utile de vous exposer un historique rapide de ces différentes applications ; car, ainsi que l'a dit Bordeu (1), la chimie cherche, depuis qu'elle existe, à s'emparer de la médecine.

La chimie médicale, ou tout au moins la chimie pharmaceutique, est antérieure aux Arabes, s'il est vrai que Geber, primitivement chrétien, et devenu ensuite mahométan, d'après Léon-l'Africain (2), n'ait que traduit dans leur langue les emprunts qu'il avait faits à des auteurs plus anciens. Quoi qu'il en soit, c'est à cet alchimiste du VIIIe siècle que nous devons d'abord la connaissance de plusieurs fourneaux et appareils distillatoires dont l'usage s'est perpétué jusqu'à nos jours, et ensuite plusieurs préparations pharmaceutiques parmi lesquelles vous serez peut-être étonnés d'entendre mentionner le nitrate d'argent, le deuto-chlorure de mercure, le sulfure de potasse, sous les noms mystiques, il est vrai, de *pierre infernale*, de *sublimé corrosif*, de *foie de soufre*.

---

(1) OEuvres complètes, tom. II, pag. 930, édition de 1848.

(2) Encyclopédie alphabétique de Diderot et d'Alembert, tom. VIII, pag. 49.

Les Arabes continuèrent à faire des applications de la chimie à la médecine, ainsi que le prouvent les ouvrages de Rhazès, Avenzoar, Averrhoës et autres médecins de ces siècles reculés où les chrétiens d'Occident puisèrent leurs prétendues doctrines sur le soufre et le mercure, dont tous les métaux étaient composés, suivant eux. C'est probablement aussi aux écrits des Arabes qu'Arnaud-de-Villeneuve, l'une des plus anciennes illustrations de l'École de Montpellier, dut, dans le XIIIe siècle, son goût pour la chimie, et, par suite, la découverte de l'alcool, si importante pour diverses préparations pharmaceutiques. Car, ainsi que le fait observer fort judicieusement le docteur Kühuholtz (1), le long séjour des Sarrasins dans nos contrées, un commerce actif avec l'Orient et le voisinage de l'Espagne étaient tout autant de causes qui, réunies, avaient répandu la langue arabe sur le littoral de la Méditerranée.

Raymond-Lulle, celèbre disciple d'Arnaud, mettant à profit la découverte de l'alcool, prépara l'éther et autres produits pharmaceutiques importants, parmi lesquels il suffit ici de citer l'ammoniaque et le protochlorure de mercure ou calomel. Au XVe siècle, Basile Valentin, moine de l'abbaye d'Erffort, dans l'électorat de Mayence, publia son *Currus trium-*

---

(1) Éphémérides médicales de Montpellier, tom. II.

phalis antimonii, qui eut plusieurs commentateurs ; et il paraît aussi l'inventeur du fameux système que Paracelse, dans le siècle suivant, propagea avec tant de fougue, savoir que tous les corps naturels sont formés de trois principes : sel, soufre et mercure.

Paracelse, médecin du XVIᵉ siècle, ne se contenta pas de multiplier et perfectionner les applications de la chimie à l'art de guérir, en préparant avec plus de soin que ses prédécesseurs les extraits végétaux et divers médicaments tirés du règne minéral. Il n'établit pas seulement la spécificité curative du mercure contre la syphilis ; il ne se borna pas à démontrer que certains poisons, l'opium, par exemple, peuvent être employés avec beaucoup de succès comme remèdes ; mais il eut, en outre, la prétention de trouver dans la chimie, qu'il enrichit de si précieuses découvertes, l'explication des lois de la vie, et de donner à celle-ci une durée égale à celle de Mathusalem. Il prétendit reconnaître dans les urines la nature des viandes et des boissons dont on avait fait usage ; il regarda ce qui s'échappe par les pores de la peau comme du mercure dissous, ce qui sort par le nez comme du soufre blanc, l'humeur sécrétée par les oreilles comme de l'arsenic. Il chercha dans le sel, le soufre et le mercure les *primordia* de toutes les maladies, et attribua leurs différents symptômes aux différentes proportions et combinaisons de ces principes.

Van-Helmont, qui naquit à Bruxelles, soixante-
dix-neuf ans après que la Suisse avait donné le jour
à Paracelse, Van-Helmont, dis-je, chercha également
dans les fourneaux du laboratoire un remède universel;
et il crut de si bonne foi aux prétendus miracles
opérés par la chimie, que la mort de sa femme et
de quatre de ses enfants, moissonnés par des maladies diverses auxquelles il n'avait opposé que des
préparations chimiques, ne dessilla pas ses yeux,
et qu'il mourut, le 30 Décembre 1644, victime de
ses propres erreurs, ayant refusé de se laisser saigner
dans une violente péripneumonie.

François De-Le-Boë, dit Sylvius, à qui le XVIIᵉ
siècle fut redevable, dit-on, de la création de l'enseignement clinique et de l'anatomie pathologique,
François De-Le-Boë prétendit, comme Van-Helmont,
dont il rejeta l'archée, que la digestion est une véritable fermentation de la salive, du suc pancréatique
et de la bile. Il supposa un sel acidule dans la première de ces humeurs, un acide dans la seconde, et
un alcali uni à de l'huile et à de l'esprit volatil dans
la troisième. C'est lui qui employa, le premier, le
mot *âcreté* pour désigner le principe chimique des
humeurs, tantot acide et tantôt alcalin. Dans son
système, les fièvres continues dépendaient de l'âcreté
de la bile, et les fièvres intermittentes de l'âcreté du
suc pancréatique; les âcretés diverses de ces deux
humeurs, dont le rôle est si peu connu aujourd'hui,

étaient cause, selon lui, de presque toutes. les
maladies, sans excepter l'épilepsie. Les principes de
sa thérapeutique étaient déduits de cette étiologie ;
et, pour neutraliser l'acide ou l'alcali prétendus dont
il parlait avec l'assurance d'un chimiste convaincu
par la parfaite connaissance des réactifs, il admi-
nistrait hardiment l'opium, à haute dose, et les préparations antimoniales les plus violentes.

Vous le voyez, Messieurs, la chimie ne se contenta pas de la gloire d'avoir fourni à la médecine
des moyens précieux de thérapeutique : fière des
guérisons presque miraculeuses que lui dut l'art de
guérir par l'acquisition qu'elle lui fit faire d'une
foule de médicaments héroïques inconnus au premier
âge de la médecine, la chimie se persuada que ce
qui se passe dans les alambics et les matras est
l'image fidèle de ce qui a lieu dans les corps vivants,
et que les fonctions vitales ne sont que des fer-
mentations, des sublimations, des neutralisations (1).
Aussi, Boërhaave étant devenu, au décès de Lemort
(qu'il suppléait, du reste, depuis quatorze ans), titu-
laire de la chaire de chimie à l'Académie de Leyde,
sa patrie, prononça, le 21 Septembre 1718, un
discours que n'a certes pas lu Desgenettes, son

---

(1) Cabanis. Coup d'œil sur les révolutions et la ré-
forme de la médecine, p. 242.

biographe dans le Dictionnaire des sciences médicales ; car , d'après le Professeur de Paris , Boërhaave
y parle de la chimie comme portant de nouvelles
lumières et d'utiles réformes dans la médecine ;
tandis que, au contraire , le Professeur de Leyde
signale dans ce discours les folles prétentions de la
chimie , comme le prouve le passage suivant : « *O
si vesani homines temperassent sibi , nec ipsa sacra
volumina interpretari voluissent ex principiis et ele-
mentis chemicis ! Sed pudet omnia hœc de iis dici
posse et refelli non posse ! Paracelsi , Helmontii ,
fratrum roseœ crucis, aliorum scripta evolvat quis
stupebit ! Nugamentorum pudebit, in quœ per vetitum
nefas ruit audax omnia fringere turba chemicorum.
Quœ fabulæ , superstitio , inscitia ! Certè vix usquàm
plus deliriorum reperias.* »

Cependant Boërhaave lui-même , comme pour
payer son tribut aux faiblesses de l'esprit humain ,
tout en admettant les états morbides des tissus, dont
les médecins chimistes n'avaient pas tenu compte
avant lui, continua à reconnaître les maladies causées
par les *âcretés* acide et alcaline des humeurs , ce qui
l'entraîna par conséquent aux théories de leur fermentation et de leur effervescence , théories qu'il
traite de *fallacieuses* dans le discours intitulé *de chemia
suas errores expurgante* , et à propos desquelles il
ajoute : « *Quàm est proclivis humana indoles à paucis
» benè compertis , à singularibus paucis in doctrinœ*

» *generalia ! Communis de hoc vitio apud sapientes*
» *querela est, nusquàm tamen quantùm à chemicis*
» *fuit peccatum.* »

Ce jugement de Boërhaave, sur les prétentions
exagérées de la chimie à l'égard de la médecine,
dont elle doit être simple alliée et non dominatrice,
fut généralement respecté par les chimistes du XVIIIe
siècle ; car on lit dans Bordeu, cette notabilité médicale dont l'École de Montpellier a droit de s'enor-
gueillir, puisque c'est dans son sein que le médecin
béarnais prit goût pour les dogmes immuables
de la doctrine hippocratique : « J'ai vu naître la
» chimie réformée qui s'étend depuis quelques années
» en France. Elle ne semble garder que son premier
» nom ; elle paraît avoir renoncé à ses monstrueuses
» prétentions sur le monde entier. Elle voulait
» d'abord créer des mixtes, et jusqu'à des êtres vi-
» vants : elle se contente aujourd'hui d'arriver à
» des principes connus et palpables (1). » Et, quelques pages après, tout en faisant l'éloge de François
Rouelle, chimiste distingué de son époque, et dont
il avait suivi les leçons, en compagnie de d'Arcet,
Macquer et notre Venel, Bordeu ajoute : « Nous
» le priâmes souvent d'appliquer et de suivre ses
» principes dans le développement des corps orga-

_____

(1) OEuvres complètes de Bordeu, t. II, p. 931.

» niques des animaux vivants, surtout de l'homme,
» objet principalement nécessaire à la médecine. Il
» n'y était plus ; là finissait son savoir-faire. »
Bordeu lui appliquait même ces paroles d'un saint
de la primitive Église : *Hùc usque venisse sufficiat.*
La chimie organique ne doit, en effet, à François
Rouelle que quelques publications sur le lait, le
sucre de lait, le sang, l'eau des hydropiques,
l'urine de l'homme, des vaches et des chevaux (1).

Mais gênée dans ses langes pharmaceutiques, et
honteuse d'avoir été obligée d'avouer, par la bouche
de Junker, disciple de Stahl, sa *presque inutilité*
dans l'art de guérir, si ce n'est pour lui fournir de
nouveaux médicaments ou des améliorations dans
leur préparation ; fière, d'ailleurs, et à juste titre,
des progrès immenses qu'elle avait faits, grâce à la
méthode expérimentale de Bacon et de Newton,
non moins que par suite du perfectionnement de ses
moyens d'analyse, la chimie se persuada qu'on ne
pouvait plus se passer de ses applications aux différentes branches de la médecine et notamment à la
physiologie. Quelques hommes se hâtèrent de faire
de ces nouvelles applications un système médical
qu'ils décorèrent du nom pompeux de *chimie vi-*

---

(1) Histoire de la chimie, par le docteur Ferd. Hœfer,
t. II, p. 394.

vante, et compromirent ainsi les nouvelles destinées d'une science qui peut bien répandre une vive lumière sur la physique des êtres vivants, comme Fourcroy l'a dit, à plusieurs reprises, dans son *Système des connaissances chimiques*, mais qui n'arrachera jamais au Créateur les véritables secrets de la vie.

Il est vrai que l'air atmosphérique, si patiemment étudié depuis 1630, par J. Rey, Boyle, Mayow, Halles, Venel, Black, Macbride, Cavendish, Smith, Priestley, Rouelle cadet, Pringle, Bergman, Bewly, Chaulnes, Volta, Fontana, avait enfin été analysé avec une exactitude presque complète par Lavoisier, ce génie imposant qui seul eut la puissance de prouver à jamais l'inanité de la théorie de Stahl, sur le *phlogistique* (1), et que la connaissance de l'oxygène révéla, dans le mécanisme de la respiration, des phénomènes chimiques qui purent bien être regardés tout d'abord comme causes de la vie, puisque cet élément de l'air, en se combinant avec

---

(1) Lavoisier fut moins heureux auprès des membres du tribunal révolutionnaire qui le condamna à mort par cela seul qu'il avait été fermier-général. Vainement demanda-t-il que l'on suspendît de quinze jours l'exécution de sa sentence pour pouvoir terminer des expériences utiles : il lui fut répondu que la République n'avait pas besoin de savants.

l'hydrogène et le carbone contenus dans le sang, y
met plus ou moins en jeu le calorique.

Mais si ces phénomènes, sur lesquels les chimistes
eux-mêmes n'étaient pas d'accord, puisque, con-
trairement à Lavoisier qui établit le dégagement du
calorique dans les poumons, Lagrange pensa que,
s'il en était ainsi, les poumons courraient risque
d'être brûlés, et que l'oxygène de l'air, absorbé par
ces organes, est entraîné dans le torrent de la circulation, où il se combine, chemin faisant, avec
l'hydrogène et le carbone du sang; si, dis-je, ces
phénomènes chimiques étaient réellement la cause
de la vie, pourquoi celle-ci ne se continuerait-elle
pas à l'infini, tout autant du moins que quelque
circonstance extérieure, la strangulation, par
exemple, ne s'oppose pas à l'introduction d'une
nouvelle quantité d'air atmosphérique dans les poumons, ou qu'une blessure ne donne pas issue à tout
le sang ?

Vous le voyez encore, Messieurs, la chimie eut,
à la fin du XVIIIᵉ siècle, d'aussi folles prétentions
qu'elle en avait affichées précédemment; et quoique
Fourcroy ait prétendu (1) que ce ne sont pas,
comme autrefois, les chimistes proprement dits

---

(1) Système des connaissances chimiques, t. V, p. 30;
édition in-4º.

qui ont osé essayer de faire un système chimique
en médecine ; quoiqu'il s'en soit défendu lui-même ,
ses écrits déposent hautement contre cette assertion ;
car, en traitant de *l'existence et du genre des
phénomènes chimiques qui ont lieu dans le corps
des animaux vivants ,* Fourcroy s'attaque tout
d'abord au *principe vital ,* indépendant de toute autre
force naturelle , *et qu'il semble qu'on n'ait imaginé
dans une École célèbre* (celle de Montpellier évidemment), à l'imitation de quelques médecins des siècles
derniers, que pour faire voir l'incertitude et le vide
de la physiologie mécanique dont on avait fait un
si grand abus. Fourcroy a beau dire qu'il faut expliquer quel genre de phénomènes chimiques admet
la vie animale , comment ils diffèrent de ceux qu'on
observe parmi les fossiles ou même dans le sein
des matières animales privées de la vie , quels sont
leurs caractères propres : il réduit toutes les fonctions de l'économie animale au simple rôle de phénomènes chimiques , et confond , par suite de ce , la
physiologie avec la physique de l'homme.

Il ne se contente pas , en effet, de répéter ,
avec Lavoisier , que la chaleur animale est le résultat de la combustion de l'hydrogène et du carbone du sang par l'oxygène de l'air atmosphérique
inspiré ; mais il admet aussi que la digestion , la
transpiration et autres sécrétions ; que l'irritabilité et
la sensibilité même sont de véritables opérations

chimiques. Quant à la génération, voici ce qu'en a dit Fourcroy : « On a vu, dans l'histoire de la liqueur » spermatique, dans celle de l'eau de l'amnios, que » la chimie n'a pas été entièrement inutile aux re- » cherches relatives à la génération. Connaître avec » exactitude la nature du liquide fécondant qui donne » le premier mouvement de la vie aux organes » ébauchés de l'animal dans l'œuf maternel, c'est » avoir fait un pas de plus dans l'histoire de cette » fonction. Il est vrai que cette connaissance n'a jeté » encore aucune lumière sur le mécanisme de la » fécondation, et qu'on ne voit ni dans le mucilage » ni dans le phosphate de chaux et la soude sperma- » tiques la source ou la cause de cette admirable » propriété qui communique l'action vitale.......... » Mais n'allons pas conclure des difficultés insur- » montées jusqu'ici....... qu'elles doivent toujours » rester insurmontables....... Songeons qu'il n'y a » presque rien de fait encore en comparaison de ce » qui reste à faire ; qu'un seul chimiste (Vauquelin) » a examiné la liqueur séminale d'une seule espèce ; » qu'il faut poursuivre cet examen dans diverses » classes d'animaux, surtout dans les plus fertiles, » comparées aux moins féconds..... ; et ne repous- » sons pas l'espoir que les expériences chimiques » appliquées à l'examen des matières particulières » au fœtus, encore complètement inconnues, con- » duiront à quelque vérité nouvelle dont aucun

» mode de recherches physiologiques n'a même permis
» de soupçonner l'existence. »

Passant ensuite aux phénomènes chimiques qui
ont lieu dans les maladies, Fourcroy commence
bien par reconnaître que, dans le siècle précé-
dent, les médecins chimistes se sont permis des
applications trop promptes, trop hardies et par
conséquent dangereuses de leurs opinions à la
nature des maladies; mais il déclare ensuite, qu'en-
richie d'une foule de découvertes importantes et
marchant d'un pas beaucoup plus assuré, la chimie
a résolu depuis vingt ans beaucoup de problèmes
relatifs à l'état pathologique des liquides et des
solides.

Après cette double profession de foi, Fourcroy
établit deux classes de maladies : l'une dépendant
de l'excès et l'autre du défaut d'oxygène. Il énumère
les symptômes de chacune de ces deux classes de
maladies, et en indique les moyens de guérison.
Pour la première, il signale la respiration d'un air
mêlé de gaz azote ou de gaz acide carbonique, la
saignée, les boissons aqueuses, la diète, les aliments
légers, et enfin comme spécifiques les sulfures hy-
drogénés. Contre la seconde classe des maladies,
c'est-à-dire contre celles où il y a défaut d'oxygène
et prédominance d'hydrogène, Fourcroy prescrit
l'air pur, les acides, les métaux oxydés, les végétaux âcres, amers, toniques. L'acide muriatique

oxygéné, le muriate suroxygéné de potasse, le gaz oxygène respiré, ou l'air avec une addition de gaz oxygène, en sont, dit-il, les spécifiques.

La théorie que je viens d'énoncer, continue Fourcroy, embrasse dans sa généralité un assez grand nombre de maladies; mais est-il permis de l'appliquer à toutes, ou de l'étendre assez par des analogies pour en faire une doctrine de pathologie tout entière? Il ne croit pas la science chimique assez avancée pour adopter ce mode de classification et en faire la base de la théorie médicale. Il craint même que, par ces applications prématurées, on ne compromette une science qui ne peut être utile qu'autant qu'on l'applique à l'art de guérir avec la prudence et la réserve qu'exige ce dernier.

Toutefois Fourcroy persiste à déclarer qu'en continuant à examiner, par l'analyse chimique exacte, les produits divers rendus par les malades, les organes altérés et les liqueurs animales changées dans les corps de ceux qui ont succombé, ou dans les parties qui leur sont enlevées, on fera des applications vraiment avantageuses. C'est ainsi, dit-il, que les maladies bilieuses et lymphatiques pourront être quelque jour beaucoup mieux connues qu'elles ne l'ont été jusqu'à lui. Il en dit autant de celles qui sont manifestement dues à une humeur plus ou moins susceptible de se déposer dans des cavités ou dans des vaisseaux de divers organes, surtout de la

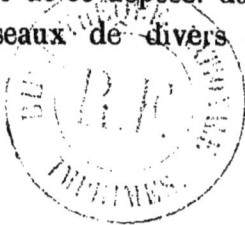

2

goutte, dont la matière concrescible, mieux connue qu'elle ne l'était autrefois, montre de plus près l'analogie qui la rapproche des affections lithiasiques. On ne niera pas; ajoute Fourcroy, que les maladies virulentes et contagieuses ne soient susceptibles d'être mieux connues par les recherches chimiques, soit relativement à la nature des virus, soit par rapport à leur destruction.

Il me serait aisé de vous prouver, Messieurs, que les prétentions énoncées ci-dessus par le savant interprète de la chimie du XVIII⁰ siècle sont tout aussi exagérées que celles dont Fourcroy a signalé l'exagération pour les siècles précédents; mais cet examen détaillé dépasserait les bornes d'un discours d'ouverture, et je me contente d'arrêter votre attention sur la dernière des espérances émises par le chimiste distingué dont je vous ai scrupuleusement cité les textes. Sans nier que les maladies virulentes et contagieuses soient *susceptibles*, comme l'avança Fourcroy, d'être mieux connues par les recherches chimiques, soit relativement à la nature des *virus*, soit par rapport à leur destruction, bornons-nous à nous demander jusqu'à quel point cette espérance s'est réalisée; et la réponse à cette question vous impressionnera d'autant plus, que je l'emprunte à l'un de vos Maîtres dont l'autorité est le plus imposante : « Nous devons le reconnaître tout d'abord, la chimie » organique est encore trop peu avancée pour dé-

» couvrir la composition rigoureuse de nos liquides
» normaux ou pathologiques : aussi, les analyses
» données par les plus habiles chimistes, à différentes
» époques, ne sont-elles pas les mêmes. Quand on
» voit, du reste, que nous ne pouvons saisir les
» modifications variées éprouvées par l'air atmo-
» sphérique, alors que notre odorat nous y signale
» une viciation profonde ; que les matières orga-
» niques répandues dans ce fluide ne peuvent être
» encore appréciées, nous devons déplorer l'imper-
» fection actuelle de nos connaissances et de nos
» moyens d'investigation........ Comment donc invo-
» quer avec confiance les données actuelles de la
» chimie touchant les viciations miasmatiques de
» l'air, ou la composition des *virus* ! Aussi voyons-
» nous à peu près les mêmes éléments signalés pour
» les liquides les plus opposés par leurs propriétés
» physiologiques ou pathologiques (1). »

Au surplus, ce jugement net et précis de M. le
Professeur Alquié se trouve en harmonie parfaite
avec les conclusions qu'il est logique de déduire du
Rapport historique qui fut présenté au Gouverne-
ment, le 6 Février 1808, sur les progrès des sciences
naturelles depuis 1789, par le célèbre Cuvier. Et ce

---

(1) Clinique chirurgicale de l'Hôtel-Dieu de Montpellier; par le Professeur Al. Alquié, p. 219 et 220.

rapprochement est d'autant plus intéressant, que le travail du Secrétaire perpétuel de l'Académie des sciences n'est postérieur que de sept ans au grand ouvrage de Fourcroy, son collègue, et que celui-ci a même fourni des renseignements à Cuvier. Voyons donc comment l'auteur de ce *Rapport historique*, dont l'amour-propre scientifique fut désintéressé dans la question qui nous occupe, voyons, dis-je, comment Cuvier apprécia, au commencement de notre XIXᵉ siècle, les applications déjà faites de la chimie à la médecine :

Après avoir indiqué combien sont grandes les difficultés dans l'analyse des substances gazeuses, et combien ces premiers embarras peuvent donner une idée de ceux que la chimie rencontre quand elle étudie les produits des corps organisés, Cuvier fait observer d'abord que ces corps se composent tous presque en entier de carbone, d'oxygène, d'hydrogène, d'azote, en plus ou moins grande quantité, d'un peu de soufre, d'un peu de phosphore et de quelques sels; que ces divers éléments semblent se jouer dans leurs diverses réactions; qu'ils s'unissent, se séparent et se retrouvent de mille manières; que tous ces mouvements nous échappent presque aussi souvent dans les laboratoires où nous croyons être maîtres de ces produits de la vie, que dans les fonctions de la vie elle-même. (Pag. 110 et pag. 111.)

S'occupant, plus loin, de la chimie particulière

des sécrétions , Cuvier avoue qu'il faudrait connaître
avec rigueur non-seulement la composition générale
des principes animaux , mais encore la proportion
particulière de chaque principe séparé ; et il rappelle
que , dans ces différences minutieuses , la chimie
nous abandonne. (Page 189.)

Enfin , abordant les applications de la chimie à
l'étude des maladies , Cuvier dit textuellement
(pag. 308) : « Les progrès rapides de la chimie
» moderne avaient encouragé , il y a quelques
» années , plusieurs médecins à envisager ou à
» expliquer les maladies d'après le genre d'alté-
» rations dans la composition des organes qu'ils sup-
» posaient produire chacune d'elles , et d'où il leur
» semblait facile de conclure les moyens propres
» à les guérir............. Mais , quelque vraisem-
» blance que puisse avoir le principe en général ,
» nous avons trop vu ci-devant combien la chimie
» des corps organisés est encore peu avancée , pour
» que nous puissions en espérer une application
» détaillée. »

Malgré cette appréciation sévère de la part que la
chimie avait prise aux progrès de la médecine depuis
1789 jusqu'à 1808 , certains restèrent persuadés que
« l'avenir de la physiologie et de la science médicale
» est lié à l'étude de la chimie organique et à l'ana-

» lyse élémentaire des produits morbides (1). » Le
sang continua donc à être analysé avec un soin
toujours croissant par Berzélius, Marcet, Prévost
et Dumas, Chevreul, Lecanu, Gavarret, Figuier et
autres chimistes auxquels se joignirent des médecins
parmi lesquels il est juste de citer Legallois, Rochoux,
Velpeau, Leuret, Trousseau, Dance, Denis, Andral,
Piorry, l'Héritier ; la lymphe, que l'un de vos Maîtres,
le Professeur Bouisson, a si savamment étudiée (2),
fut soumise à l'analyse chimique par MM. Reuss et
Emmert, Tiedemann et Gmelin, Leuret et Lassaigne,
Marchand et Colberg, Chevreul, Müller, Crimer et
autres ; la bile fut l'objet des investigations de
Thénard, Berzélius, Braconnot, Gmelin, Demarçay,
Liébig et Wurtz, dont le Professeur Bouisson a si
heureusement résumé les travaux dans son inté-
ressante publication sur cette humeur considérée aux
points de vue physiologique et pathologique (3).
La salive, les sucs pancréatique, gastrique et in-
testinal furent analysés chimiquement par Berzélius,
Gmelin, Mitscherlich, Lassaigne, Wurzer, Donné,
Mialhe, Bouchardat, Beaumont, Eberlé, Schwanr.

---

(1) Donné; Recherches sur les propriétés chimiques des
sécrétions.

(2) De la lymphe et de ses altérations morbides; 1845.

(3) De la bile, de ses variétés physiologiques, de ses
altérations pathologiques ; 1843.

Il n'est pas jusqu'aux matières excrémentitielles qui
n'aient été soumises à l'analyse chimique : ainsi
Berzélius a examiné les excréments d'un homme
qui avait mangé du pain-bis et de la viande ;
MM. Einhof et Thaër, M. Morin après eux, ont analysé les excréments de la vache ; M. F. Simon a
donné une analyse du méconium chez le fœtus ;
M. Gœbel a découvert, dans les concrétions biliaires
de l'espèce bovine, un acide particulier que
MM. Wœhler, Ettling et Will, Malaguti et Sarzeau
ont étudié plus spécialement, et qui a été appelé
lithofellique. La liqueur séminale, pas plus que les
os et les muscles, pas plus que la peau et la graisse,
n'ont échappé à l'analyse chimique. Enfin, sans
vous parler du lait et de l'urine, produits de secrétion
sur lesquels les réactifs chimiques ont été si habilement mis en œuvre par Bouillon-Lagrange, Berzélius, Braconnot, Lecanu, Henri et Chevalier,
Payen, Lassaigne, Boussingault, Donné, Quevenne,
Simon, Fremy, Dumas, Gay-Lussac et autres ; le
cerveau, cet organe de la pensée et de l'intelligence,
a lui-même été l'objet des investigations du laboratoire ; et Berzélius n'a pas craint de dire (1) que
« dans l'encéphale se passent les phénomènes phy-
» siques et chimiques les plus sublimes du corps

---

(1) Traité de chimie, tom. VII, pag. 9.

» animal, » avouant toutefois, par une inconséquence flagrante, que la portée de ces phénomènes
dépasse les limites de notre conception.

Ne croyez pas, d'ailleurs, Messieurs, que cette
inconséquence de Berzélius soit accidentelle, car elle
se reproduit quelques pages après : « Les fonctions
» du système nerveux dans les corps vivants sont,
» dit-il, bien certainement chimiques (1). » Voilà qui
est net et précis. Eh bien ! tout aussitôt après,
Berzélius avoue que le secret de la vie se trouve
caché dans ce système, et que, quoiqu'il paraisse à
notre portée, cependant nous ne pouvons le pénétrer ;
que la chimie et la physique ne sont point encore
arrivées et n'arriveront même peut-être jamais au
point de pouvoir expliquer une partie essentielle des
fonctions du cerveau et des nerfs...... la plus sublime
des œuvres du créateur de l'Univers.

Comme Boërhaave et Fourcroy, Berzélius est
aveuglé par les prestiges de la science ; mais, comme
eux aussi, son jugement et son bon-sens l'obligent à
reconnaître que les prétentions de celles-ci sont
exagérées.

Quelque satisfaction, en effet, que le médecin
éprouve à connaître la composition chimique de ses
divers organes, il n'est redevable de rien à la chimie

_____

(1) Même ouvrage, pag. 22.

pour la connaissance des secrets de la vie ; et il n'a encore jusqu'à ce jour profité des progrès de cette science qu'au point de vue de la thérapeutique.

En admettant, en effet, que la respiration présente les phénomènes chimiques d'une véritable combustion(1), comme l'assurent, à l'imitation de Lavoisier, MM. Liébig et Dumas, ces deux oracles de la chimie moderne, la source de la chaleur animale, ainsi que

---

(1) Certainement il y a une relation entre la pénétration d'oxygène d'une part et de l'acide carbonique de l'autre, dans de certaines limites...... ; car le poumon, en raison de l'état gazeux des matériaux qui le traversent, prend et rejette à la fois. Mais rien ne prouve qu'entre ces deux actes extrêmes l'oxygène se soit combiné avec l'hydrogène et avec le carbone en particulier, plutôt qu'avec le soufre ou avec l'azote. Persuadé, comme nous, de la futilité des explications empruntées à la chimie pour rendre compte du phénomène de l'hématose, Chaussier a le premier imaginé une théorie fondée sur des analogies moins équivoques et plus en rapport avec les lois ordinaires de la vie. Chaussier fait, en conséquence, du poumon un organe excréteur destiné à livrer passage à l'acide carbonique et à la vapeur animale contenus en nature dans le sang veineux qui s'en débarrasserait comme de matières hétérogènes et excrémentitielles. (Manuel de physiologie de l'homme et des principaux vertébrés, par M. J.-B. Béraud, p. 311 ; année 1853.)

L'effet d'une combustion lente mais prolongée ne rendra jamais raison de la promptitude avec laquelle l'eau se

celle de la circulation et des mouvements tant inspi-
ratoire qu'expiratoire, n'en reste pas moins un secret
de la nature dont l'explication est impossible en
dehors du principe vital. Les lois de la chimie peuvent bien révéler le mode d'après lequel a lieu cette
combustion contestée ; mais il reste toujours à savoir
pourquoi elle ne se continue pas tant qu'il y a du
sang dans l'être vivant et de l'air atmosphérique
autour de lui. Aussi ne comprenons-nous pas que

---

produit à chaque expiration. (Principes de physiologie,
par Ch.-Louis-Dumas, tom. III, pag. 103; année 1806.)

Si la théorie chimique était vraie, la quantité d'oxygène
absorbée serait toujours en rapport avec la quantité
d'oxygène introduite, ce qui est faux.......

Si la vapeur qu'emporte avec lui l'eau qui sort de la
poitrine était le résultat de la combustion de l'hydrogène,
elle serait de l'eau pure ; et cependant, comme la sérosité,
elle contient de l'albumine en dissolution.

La présence de l'acide carbonique dans l'air expiré ne
prouve pas davantage, puisqu'il est exhalé lors même
qu'on fait respirer un gaz qui ne contient aucune parti-
cule d'oxygène........... Ce serait en vain que l'on invo-
querait l'endosmose et l'exosmose : c'est l'action de
l'organe vivant qui fait, de ces changements en apparence
si favorables aux théories chimiques, un véritable acte
vital. (Physiologie élémentaire de l'homme; par J.-L.
Brachet; 2me édit., tom. II, pag. 208; année 1855.)

M. Dumas , dans les savantes *leçons* (1) de qui se
trouve si finement critiqué l'espoir chimérique de
ranimer la vieillesse , d'exalter les forces vitales ,
de conquérir l'immortalité à l'aide du gaz de Priestley,
ait pu dire d'une manière aussi peu susceptible d'in-
terprétation qu'il l'a fait : « L'homme est une machine
» en tout comparable à une machine à vapeur (2). »
Vainement cette proposition est-elle émise à l'occasion
de la force et de la chaleur puisées dans la combustion des aliments, et n'est-elle avancée peut-
être qu'à ce *point de vue ,* mots qui sont dans le
texte de M. Dumas : il n'en existe pas moins, entre
l'homme et une machine à vapeur quelconque, cette
différence capitale que j'ai déjà signalée dans une
Thèse de concours (3) , savoir, que la machine à

(1) Leçons de philosophie chimique professées au
Collége de France , pag. 114. Cet ouvrage, écrit avec un
charme indicible, mériterait bien mieux le titre de *Leçons
d'histoire de la chimie*, et cela n'en diminuerait certes pas
le mérite ; car cette histoire est loin d'être, comme tant
d'autres, une compilation banale ; elle a dû, au contraire,
coûter beaucoup de recherches à son auteur. Les matériaux y sont neufs pour la plupart, et tous sont coordonnés
avec un goût exquis.

(2) Chimie physiologique et médicale ; par M. Dumas,
pag. 424.

(3) De l'application des sciences physiques et chimiques
à la pathologie et à la thérapeutique générales ; 1850.

vapeur le mieux confectionnée a besoin, pour être
mise en jeu et continuer à fonctionner, d'un être
vivant et doué d'un certain degré d'intelligence qui
l'alimente de charbon et d'eau ; tandis que l'homme
a en lui-même une *force de composition* qui lui suffit
pour exécuter toutes ses fonctions pendant un espace
de temps assez long, sans autre concours que celui
de l'air atmosphérique.

Cette *force de composition* est d'ailleurs admise
implicitement par M. Dumas ; car, en disant que
l'homme brûle ses aliments, l'illustre chimiste ajoute
ou, à leur défaut, une partie de ses propres organes.
Or, quelle est la machine qui continue à fonctionner
quand elle a brûlé ses rouages ? quelle est la machine
dont les rouages, une fois brûlés, se reconstituent,
se réparent d'eux-mêmes ? Il y a donc, chez l'homme,
outre une machine et un mécanisme, une force motrice
que M. Liébig reconnaît ; car, outre ce que dit à cet
égard le Prof^r de Giessen dans sa *Chimie organique
appliquée à la physiologie et à la pathologie* (traduction
de M. Ch. Gérhard, pag. 270), il admet, dans ses
Lettres sur la chimie, une force vitale bien nettement
formulée. Sa XIIIe *Lettre* commence, en effet, par
ces mots : « Avec l'extinction de l'*activité vitale*, les
» atomes organiques ne conservent plus leur état,
» leur forme et leurs propriétés que par suite de
» l'inertie ; une vaste loi de la nature démontre que
» la matière considérée en soi ne possède par elle-

» même aucune activité......» Et il ajoute : « Les
» parties constituantes des tissus des plantes et des
» animaux ont pris naissance par la puissance de la
» *force vitale*. C'est celle-ci qui détermine la direction
» de l'attraction des éléments ; elle est une force
» motrice capable de donner du mouvement aux
» atomes en repos, et d'opposer de la résistance aux
» autres forces actives, à la force chimique, à la
» chaleur, à la force électrique. Nous pouvons bien
» dissoudre et liquéfier de nouveau l'albumine qui
» a été coagulée par l'effet de la chaleur ; mais il n'y
» a que la *force vitale* qui soit capable de rendre aux
» éléments des particules les plus petites leur dis-
» position primitive telle qu'elle existait dans l'œuf. »

M. Liébig dit encore, quelques lignes après :
« Dans la formation des tissus des plantes et des
» animaux, la *force vitale* s'est opposée, comme
» résistance, aux autres forces, à celle de la cohésion,
» à la chaleur, à la force électrique, lesquelles, en
» dehors de l'organisme, rendent impossible la réunion
» de toutes ces combinaisons d'ordres supérieurs ; la
» *force vitale* a neutralisé leur influence perturbatrice
» comme manifestation de la force chimique ; elle a
» favorisé la formation de ces tissus de la même
» manière que la chaleur facilite, favorise, ou en
» général rend possible la production des combi-
» naisons inorganiques en neutralisant ou en dimi-
» nuant les résistances qu'opposent d'autres forces.

» Dans les combinaisons composées comme le sont
» les atomes organiques, ce sont précisément ces
» autres forces qui donnent lieu à des changements
» dans leurs propriétés, lorsque, après la mort, la
» *force vitale* ne s'oppose plus à leur effet; le contact
» de l'air, l'action chimique la plus faible suffisent,
» dans ce cas, pour opérer une transformation, pour
» donner lieu à un nouvel ordre d'atomes, à une
» décomposition. Il se produit alors les phénomènes
» remarquables qu'on appelle fermentation, putré-
» faction et combustion lente: ce sont des effets de
» décomposition qui ont pour derniers résultats de
» ramener les éléments dans l'état où ils se trouvaient
» avant qu'ils prissent part aux fonctions de la vie. »

Si, de la respiration, au sujet de laquelle j'aurais
encore tant à dire pour prouver l'insuffisance des
explications chimiques à l'égard de cette importante
fonction, je passe à la digestion et à la nutrition, il
me sera tout aussi facile de vous prouver, Messieurs,
que la chimie continue à être aussi follement préten-
tieuse et aussi radicalement impuissante qu'elle l'a
été dans les siècles précédents pour rien révéler de
ces secrets de la Nature. Cette science, en effet, a
beau nous avoir appris quels sont les principes con-
stituants de la salive, des sucs gastrique, pancréatique et intestinal, du chyle et de la lymphe; de la
bile; des matières excrémentitielles, des gaz intes-
tinaux et de l'urine, du sang enfin: il lui est im-

possible de démontrer comment et dans quelles proportions se combinent, dans l'intimité de nos tissus,
les principes immédiats de ces humeurs, et quelles
sont les réactions aussi nombreuses que variables qui
en résultent : aussi les assertions qu'elle émet ont-
elles peu de crédit auprès des vrais médecins ; et
l'autorité de MM. Dumas et Liébig, quelque imposante qu'elle soit, est loin de suffire pour faire croire
aux physiologistes que l'animal brûle uniquement
les matières qu'il trouve toutes formées dans les substances végétales dont il se nourrit , et qu'il n'en
crée pas. M. Brachet fait observer avec raison qu'admettre dans les plantes dont se nourrissent les animaux la présence des corps gras , fibrineux , albu-
mineux , sucrés ou caséeux , c'est-non seulement se
livrer à une hypothèse qui n'a d'autre portée que de
déplacer la difficulté, puisque la combinaison de
l'hydrogène , du carbone , de l'oxygène et de l'azote
est tout aussi difficile à expliquer dans le végétal que
dans l'animal ; mais ce savant physiologiste prouve,
en outre , que l'hypothèse est erronée ; car, dit-il,
d'un côté, les animaux *crèent* de toute pièce , au
moins deux éléments que ne possèdent pas les végétaux , la gélatine et la chondrine ; et , d'autre part,
l'animal modifie si bien ces éléments en se les assi-
milant qu'ils ne sont plus les mêmes. Or , ces modifications imprimées à chaque élément, ajoute le

médecin distingué de Lyon (1), coûtent autant à la
vie que le ferait une transformation complète, une
création nouvelle. Aussi Tiedeman a-t-il avancé que
la chimie ne nous a rien appris de satisfaisant sur
les changements qu'opère la nutrition, parce qu'étant
des effets de la vie, ils sont en dehors de la chimie
et de ses lois d'agrégation.

Cette science est-elle plus fondée à prétendre
nous avoir enfin donné la clef de la mise en jeu de
la force et de la contraction musculaires ? MM. Prévost
et Dumas ont cru expliquer la cause du mouvement
musculaire en avançant que les nerfs pénètrent à
angle droit dans les fibres musculaires, et reviennent
sur eux-mêmes, à travers les mêmes fibres charnues,
pour se réunir de nouveau avec le tronc nerveux
d'où ils sont partis ; qu'un courant électrique va en
avant dans une portion de cette anse nerveuse et
revient par l'autre ; et que, de la marche de ces deux
courants électriques en sens contraire, résulte le fron-
cement des fibres musculaires. Cette hypothèse est
fort ingénieuse, dit Bérzélius (2). Mais donne-t-elle
une explication exacte? Avant de pouvoir se pro-
noncer, il faudrait que les anatomistes constatassent
la disposition des extrémités nerveuses en forme

_____

(1) Physiologie élémentaire de l'homme, t. I, p. 184.
(2) Traité de chimie, t. VII, p. 521.

d'anses. Il faudrait, en outre, expliquer comment les points des nerfs situés les uns à côté des autres, dans lesquels le courant électrique suit la même direction, sont empêchés, par la répulsion mutuelle, de faire équilibre à l'attraction, et où va ensuite le courant électrique rétrograde, sans neutraliser celui qui vient à sa rencontre. Indépendamment de cette objection puisée dans la chimie elle-même, il y en aurait bien d'autres puisées à différentes sources, voire même dans le simple bon-sens ; car est-il logique d'admettre que les nerfs seuls interviennent dans la contraction musculaire. Et pourquoi le sang, ce véhicule, si généralement renommé, de l'excitation vitale, serait-il étranger à l'action des muscles ? Mais il est inutile d'insister sur ce sujet, attendu que M. Dumas se contente, dans sa *Chimie physiologique et médicale* publiée en 1846, de résumer avec sa lucidité accoutumée les travaux de Berzélius, D'Arcet, Thénard, Proust, Braconnot, Chevreul, Schlossberger et autres sur la composition chimique des muscles ; et ce savant chimiste n'y dit plus rien de l'action musculaire. Que de réflexions ne suggère pas d'ailleurs son important ouvrage, où les conquêtes de la chimie moderne sont exposées avec une supériorité de talent d'autant plus remarquable qu'il semblait impossible de rien ajouter à la *Chimie organique* de Berzélius, mais où l'on cherche vainement la confirmation des triomphes annoncés à l'Institut, le 23

Octobre 1837, dans un mémoire où M. Dumas disait :
» Comment, à l'aide des lois de la chimie minérale ,
» peut-on expliquer, classer les êtres si variés qu'on
» retire des corps organisés et qui presque tous sont
» formés de charbon, d'hydrogène et d'oxygène, élé-
» ments auxquels l'azote vient s'ajouter quelquefois ?

  » C'était là une grande et belle question de phi-
» losophie, une question bien faite pour exciter au
» plus haut degré l'émulation des chimistes ; car, une
» fois résolue, les plus beaux triomphes étaient
» promis à la science. Les mystères de la végétation,
» ceux de la vie animale, allaient se dévoiler à nos
» yeux; nous allions saisir la clef de toutes les modifica-
» tions de la matière, si promptes, si brusques, si
» singulières, qui se passent dans les animaux ou
» les plantes ; bien plus, nous allions trouver le
» moyen de les imiter dans nos laboratoires.

  » Eh bien ! cette belle et grande question est
» aujourd'hui résolue ; il reste seulement à dé-
» rouler toutes les conséquences que sa solution
» entraîne. »

  Mettez en regard de ces phases solennelles de
1837 le Traité de *Chimie physiologique et médicale*
publié en 1846, et vous resterez convaincus que
les analyses déjà publiées par les savants qui s'oc-
cupent de chimie organique y ont été vérifiées avec
le plus grand soin, que de nouvelles y ont été
ajoutées, que les radicaux y ont été exposés avec

leurs caractères, que la philosophie chimique des substances organiques y a été exposée ; mais que la physiologie médicale n'y est éclairée que quant au mécanisme des fonctions et nullement au point de vue de leurs causes ou même de leur mise en jeu ; qu'en un mot aucun mystère de la vie n'y tes dévoilé.

Les prétentions de la chimie sont-elles plus légitimes à l'égard de la pathologie ? Non, Messieurs. Tout en reconnaissant, en effet, que cette science a tellement perfectionné ses moyens d'analyse, comme le démontra, dans sa thèse inaugurale soutenue le 9 Juillet 1817, M. Bérard qui vous enseigne avec tant de talent et de verve la *chimie générale* et la *toxicologie* ; tout en reconnaissant, dis-je, que cette science a tellement perfectionné ses moyens d'analyse, qu'elle constate aujourd'hui un grand nombre de modifications apportées par les maladies, soit dans nos tissus, soit dans nos humeurs, je dois vous faire observer que l'étude des états morbides n'en est pas plus avancée pour cela, attendu d'abord que les modifications apportées par eux dans l'économie animale sont le résultat et non la cause de la maladie. Vainement vous dira-t-on que la chlorose est causée par une diminution plus ou moins notable des globulos du sang, de sa matière colorante, du fer et des sels qu'il contient, à l'état normal, ainsi que de sa fibrine; vainement vous citera-t-on pour preuve de cette

assertion des guérisons obtenues à l'aide des diverses préparations ferrugineuses parmi lesquelles
MM. Blaud et Vallet, à force de *réclames*, ont dû
faire prévaloir les leurs, aux dépens même de celles
de Griffitz, dont elles sont une simple imitation :
ne vous laissez pas séduire si aisément, car vous
devrez remarquer, d'une part, que la diminution du
fer que doit contenir le sang n'est pas le seul change-
ment chimique signalé, et que l'ingestion de pilules
ou d'eaux ferrugineuses ne rend pas compte du
retour du sang à sa quantité voulue de sels divers,
de globules, etc. D'un autre côté, je vous ferai observer que ce n'est pas en rétablissant l'ordre des
éléments chimiques du sang que le fer agit si heureusement dans la thérapeutique de la chlorose, car
les préparations d'or agissent tout aussi efficacement,
ainsi que je m'en suis convaincu bien des fois, soit
dans la pratique de mon oncle, soit dans la mienne
propre. Quant au manganèse, sans lequel le fer
avait long-temps contribué à guérir la chlorose,
son action n'est qu'adjuvante, il est vrai ; mais elle
n'en prouve pas moins ce que je viens d'avoir l'honneur de vous dire au sujet de l'or, car aucun de ces
deux métaux n'est signalé dans le sang.

Ce que je viens de dire du rôle secondaire des
altérations dans la chlorose, M. Ch. Anglada, l'un
de vos Maîtres, l'a déjà dit, en 1844, dans une
brochure pleine de sens à propos de la phthisie

pulmonaire, cette maladie qui fait si souvent le désespoir des médecins et à laquelle M. Justin Liébig n'a pas craint de s'adresser pour en éclairer l'étiologie et la thérapeutique : « On n'aurait pas,
» je pense, l'idée de rendre directement au sang les
» principes qui lui manquent, sans se préoccuper
» de l'état de l'atelier où la vie s'élabore. Obtenez,
» par une heureuse combinaison de moyens, la
» cicatrisation d'un ulcère du poumon, prévenez
» ou arrêtez la fonte des tubercules, réunissez autour
» du malade les conditions ultérieures que l'expé-
» rience a reconnues utiles, recherchez et éloignez les
» causes spéciales qui ont pu développer la maladie
» ou en favoriser les progrès, et vous verrez le sang
» reprendre de lui-même sa métamorphose normale
» dans le poumon (1). »

M. le docteur Barre, Professeur-Agrégé de cette Faculté, que vous avez tous avantageusement connu, et qui a renoncé aux succès de la pratique médicale pour se livrer avec non moins d'avantage aux devoirs et aux labeurs de la prêtrise, prouva, en 1842, dans sa thèse inaugurale (2), que les altéra-

---

(1) Réflexions sur les tendances de la chimie moderne appliquée à la physiologie et à la pathologie humaines; p. 30.

(3) Recherches cliniques et philosophiques pour servir à l'histoire de la maladie de Bright.

tions chimiques du sang aussi bien que celles des urines ne sont que consécutives à une altération spéciale du principe de la vie : « Quoique la maladie » déjà bien établie, dit-il (p. 95), se traduise au » dehors par l'altération de la sécrétion urinaire et » même par des suffusions séreuses, le chimiste et » le micrographe sont forcés d'attendre encore long- » temps avant de pouvoir saisir la plus légère dif- » férence dans les proportions relatives des éléments » constitutifs du sang. »

Ce même langage est applicable au diabète, maladie dans l'étude de laquelle la chimie cherche à intervenir de plus en plus : comme dans la maladie de Bright, en effet, il y a souvent hypertrophie des reins, et cette modification organique, tout comme la suffusion séreuse, sucrée ou non, est re- connue par le Professeur Bouillaud lui-même (1), comme étant sous la dépendance d'une lésion de la sécrétion urinaire.

Au reste, quoique M. Magendie, dont l'ensei- gnement au Collége de France a été si nuisible aux principes de la vraie médecine, ait proclamé du haut de sa chaire, qu'entouraient non-seulement des élèves en médecine de toute nation, mais encore

---

(1) Dictionnaire de médecine et de chirurgie pratiques, t. VI, p. 251.

et surtout des *hommes du monde*, d'autant plus enthousiastes du paradoxe qu'ils ne se donnent la peine d'approfondir aucune science ; quoique M. Magendie, dis-je, ait proclamé (1) que les hydropisies sont en grande partie sous l'empire des lois physiques, l'expérience journalière démontre que les suffusions séreuses et les altérations chimiques du sang qui les accompagnent sont très-souvent le résultat d'impressions morales vives et fâcheuses. Je pourrais vous en citer un grand nombre d'exemples, mais je me borne aux deux suivants, qui me sont propres et tout récents :

1° Appelé, il y a quelques années, auprès du domestique de M. D***, je trouvai ce domestique fort effrayé d'une épistaxis qu'il avait depuis plusieurs heures et qu'on avait inutilement cherché à arrêter par l'emploi du froid sous diverses formes. Je ne vous parlerai ici ni de la saignée ni des autres moyens de guérison que j'employai. L'essentiel est de vous dire que cette épistaxis était le résultat d'une céphalalgie que ce domestique de M. D*** éprouvait depuis plusieurs jours, et qu'il regardait comme conséquence d'un effroi qu'il avait eu. Ce malade ayant été transporté à l'hôpital St-Éloi, une hydro-

---

(1) Leçons sur les phénomènes physiques de la vie.

pisie ascite survint au bout de quelques jours, et la mort s'ensuivit.

2° Dans les premiers jours de Juin dernier, j'ai été appelé auprès de Mme C ***, femme d'un per-ruquier logé dans la Grand'Rue, et j'ai appris que cette dame, en proie à un excès d'évacuations sto-macales et alvines, était dans cet état alarmant par suite de la frayeur qu'elle avait eue en se trouvant seule avec deux personnes dont les rapports lui étaient désagréables. A cet excès d'évacuations stomacales et alvines succéda une suppression d'urines qui résista aux boissons délayantes, aux bains, aux cataplasmes abdominaux et aux lave-ments. Enfin la figure de Mme C ***, sur laquelle était un *varus* depuis plusieurs années, pâlit et s'œdé-matia; la cavité péritonéale se distendit, et il fallut recourir à la digitale pourprée pour arrêter cette hydro-pisie, dont le pronostic commençait à m'inquiéter.

Si j'ai été assez heureux pour vous prouver, Messieurs, qu'un premier motif de l'impuissance de la chimie à jeter un véritable jour sur l'étude de la pathologie se trouve en ce que les modifications, apportées pour les états morbides dans les principes constitutifs de nos organes ou des liquides qui les imprègnent, sont le résultat et non le principe, la conséquence et non la cause des maladies; si, dis-je, j'ai été assez heureux pour cela, j'aime à croire qu'il

me serait aussi facile de vous développer une seconde raison de cette impuissance, et qui consiste
dans la variabilité des différentes phases d'une maladie quelconque. Mais cette raison majeure, d'impuissance, est reconnue par ceux-là même qui sont
le plus enthousiastes des applications de la chimie à
la médecine. Ouvrez, en effet, le *Traité de chimie
pathologique*, publié en 1842, par le docteur L'Héritier, et vous y lirez (p. 174) : « Il ne suffit pas
» d'énumérer tous les cas dans lesquels la propor-
» tion de l'eau contenue dans le sang est accrue ou
» diminuée..... Il faut encore tenir compte de la
» période de la maladie dans laquelle on a retiré le
» sang sur lequel on expérimente. » M. Bouchardat,
à qui la chimie doit tant pour le zèle avec lequel il
la cultive, et qui a tant vulgarisé les prétentions de
cette science sur les prétendus progrès de la patho-
génie et de la thérapeutique du diabète, M. Bouchardat a déclaré, en 1842, dans son *Annuaire de
thérapeutique*, que la quantité de sucre trouvé dans
les urines varie suivant l'époque de la maladie. Enfin,
parcourez les tableaux où M. Dumas a si habilement
résumé les différentes analyses du sang, et vous
verrez des différences notables dans la composition
chimique de ce liquide, suivant qu'il est expérimenté
dans la chlorose commençante ou dans la chlorose
confirmée.

Je n'ai donc pas à insister sur ce second motif de

l'impuissance de la chimie à faire progresser l'étude des maladies.

Il en est de même des complications que les esprits judicieux ont fait remarquer comme s'opposant à l'exactitude des résultats obtenus par l'analyse chimique des produits morbides. Au fur et à mesure, en effet, que vous vous perfectionnerez dans les études cliniques, vous vous convaincrez de plus en plus, Messieurs, que les individualités morbides n'existent pas dans la Nature; qu'elles sont inscrites dans les livres uniquement comme un moyen artificiel d'étude; et qu'il est on ne peut pas plus rare de rencontrer dans la pratique une maladie exempte de complications. Aussi le Professeur Andral, dans son *Hématologie pathologique*, distingue-t-il la fièvre symptomatique d'une inflammation, celle qui complique cette dernière, celle qui marche avec des hémorrhagies, avec la gangrène, etc.; et, suivant ces différents cas, il indique une prédominance plus ou moins grande des globules, de la fibrine et autres éléments constitutifs du sang. M. Dumas lui-même, dans son tableau n° 2, où il classe les maladies dans lesquelles la fibrine reste en qualité normale ou diminue en même temps que les globules restent aussi en qualité normale ou augmentent, M. Dumas distingue les fièvres continues simples des fièvres continues, compliquées, dans leur cours, d'une phlegmasie.

Sans pousser plus loin la recherche des preuves propres à démontrer l'impuissance de la chimie moderne à éclairer l'étude des maladies, malgré les nombreuses altérations qu'elle est parvenue à constater, soit dans nos solides, soit dans nos liquides, je crois en avoir assez dit, et être en droit de conclure que la *chimie médicale* ne doit encore être enseignée dans une Faculté de médecine qu'au point de vue de ses applications à *l'art de formuler*, qui est la pierre d'achoppement des médecins, au début de leur exercice, ainsi que le fait observer M. le Professeur Jaumes dans son *Traité de Pharmacologie* spéciale (Notions préliminaires, p. IV). Ma conclusion est d'ailleurs conforme à celle que M. Ch. Anglada a déduite dans son Coup-d'œil général sur la manière dont les chimistes envisagent les rapports de leur science avec l'anthropologie ; et je suis si heureux de me trouver dans une parfaite conformité d'idées avec ce savant Professeur, que je ne puis résister au plaisir de vous citer ses propres paroles :

« Voyez, parmi les actes de l'être vivant, ceux où » la chimie peut raisonnablement réclamer un rôle ; » comparez-les à ceux où elle n'a pas le plus petit » mot à dire, et convenez que quelques renseigne- » ments accessoires, qui pénètrent à peine l'écorce » du fait, n'ont pas toute l'importance qu'on leur » donne. Quelques idées sur la respiration et la

» chaleur animale, quelques conjectures, aussi
» plausibles qu'on voudra, sur les procédés prépara-
» toires de la digestion ; quelques indications assez
» vagues sur les mystères de la nutrition : voilà à
» peu près ce qu'on nous donne, en physiologie, de
» moins insuffisant. En pathologie, et surtout en
» thérapeutique, quelques points de vue à peine
» indiqués, quelques recherches, habiles si l'on
» veut, mais d'une portée encore fort indécise ou
» bien des conceptions tellement nuageuses que leur
» simple exposition les réfute ! » (*Réflexions sur les
tendances de la chimie moderne* ; par Ch. Anglada,
p. 20 (1).)

---

(1) L'auteur des réflexions que je viens de reproduire
fait observer avec non moins de raison que ces tendances
imprudentes de l'École chimique ne sont peut-être pas
étrangères à la mode, mais qu'elles se fortifient aussi
de motifs plus sérieux ; et il signale les concours spé-
ciaux que l'on avait récemment institués de par le
règlement, en 1844, époque à laquelle M. Orfila dirigeait
en maître l'enseignement médical. Or, ce chimiste ne sut
pas se défendre de la prédilection qu'il avait naturelle-
ment pour la science dont il était un interprète si
éloquent ; et, à son exemple, chimistes et physiciens se
croyaient généralement médecins. Plusieurs d'entre eux
venaient même demander aux Facultés de médecine le
titre de docteur, que celles-ci n'osaient pas refuser, à
cause de leur position sociale. Je me rappelle que j'eus

Aussi les deux enseignements sont-ils confondus dans une même chaire de *chimie médicale et de pharmacie*; et autant j'ai mis de soin à vous tenir en garde contre les envahissements de la chimie sur le domaine soit de la physiologie, soit surtout de la pathologie, autant je ferai d'efforts pour vous convaincre de son indispensable nécessité pour étudier avec fruit la pharmacologie, cette science si

---

beau protester, le 13 Décembre 1851, contre le doctorat en médecine d'un Professeur de physique à la Faculté des sciences de Montpellier, qui avait présenté une thèse où il n'y avait pas une idée médicale, et dans la discussion de laquelle je restai bien convaincu qu'il avait subi ses examens par la grâce de Dieu : les trois autres examinateurs l'admirent par complaisance. Et cependant cette complaisance était d'autant plus coupable, que le Professeur de la Faculté des sciences qui se soumettait aux épreuves du doctorat en médecine avait pour but de s'introduire, à l'aide de son nouveau titre, dans une Faculté de médecine, en qualité de Professeur. Je laisse à penser quels services peut rendre aux élèves d'une Faculté de médecine l'enseignement d'un tel maître ; ainsi que l'a très-bien dit M. Ch. Anglada (p. 103), il fausse l'esprit médical et compromet l'avenir de la science. Pour enseigner dans une Faculté de médecine une branche quelconque de l'art de guérir, il ne suffit pas d'être docteur en médecine, il faut encore être véritablement médecin.

négligée de nos jours, ainsi que s'en plaignit M.
Bouchardat, en 1846, dans la préface de la seconde
édition de son *Manuel de matière médicale*, *de théra-*
peutique comparée et de pharmacie, et comme j'en
ai acquis tant de fois la preuve dans les examens.

En effet, Messieurs, le désir si naturel à l'homme
d'imprimer à la pratique médicale ce cachet de positivisme que lui ont vainement promis tant de Réforma-
teurs, ainsi que je l'ai fait remarquer dans tout le
cours de mon *Exposition sommaire des principales*
doctrines médicales, publiée en 1850, le désir, dis-je,
du *positivisme* fit croire Broussais sur parole; et le
mépris qu'il affecta pour les moyens thérapeutiques
autres que les antiphlogistiques et quelques révul-
sifs séduisit d'autant plus aisément les esprits qu'il
favorisait la paresse de la nouvelle génération médicale, qui traita toutes les maladies avec le seul se-
cours des sangsues et de l'eau gommée. Aussi, dans
son *Histoire critique et philosophique de la doctrine*
physiologique, M. Costes, Professeur de l'École de
médecine de Bordeaux, termine-t-il son chapitre V
par ces mots : « Pour l'École de Broussais, nous
» pouvons le dire, il n'y avait pas de matière médi-
» cale, et c'est un mal immense qu'elle a fait, de dé-
» tourner pendant si long-temps les médecins de
» l'étude de cette branche si importante de la méde-
» cine.

» En un mot, elle avait tellement simplifié la

» thérapeutique, que toutes ses grandes lois se
» trouvaient abolies. »

Or, les vices de cette manie de vouloir simplifier
à outrance la matière médicale et la thérapeutique ne
tardèrent pas à être reconnus ; et, dans les lieux
où la *pérennité* de la médecine était une honte pour
ceux qui l'avaient proclamée, il fallut bien revenir à
l'emploi des moyens thérapeutiques plus ou moins
actifs qu'on avait eu tort d'abandonner, car on a
enfin compris qu'il ne suffisait pas au XIX⁰ siècle
d'avoir perfectionné le diagnostic des maladies par
l'étude importante de l'anatomie pathologique, de
l'auscultation, de la percussion, voire même, si l'on
veut, par l'analyse chimique des produits morbides ;
on a enfin compris, dis-je, qu'il faut guérir. Mais,
pour manier les armes précieuses de la thérapeutique,
il faut non-seulement connaître la substance médicamenteuse à employer, ainsi que les doses auxquelles
elle agit heureusement et celles qu'il convient de ne
pas dépasser ; il faut encore ne pas ignorer quelles
sont les circonstances heureuses d'association entre
plusieurs médicaments, car il est rare de ne pas en
administrer plusieurs à la fois, l'action de l'un devant
être augmentée ou diminuée par l'action de l'autre,
tous n'étant pas susceptibles d'être pris tels qu'ils
sont; et quelques-uns réclamant des *excipients*, des
adjuvants ou des *correctifs*. Ces conditions d'association

sont d'autant plus importantes à connaître, que l'économie animale reste plus ou moins long-temps imprégnée des principes médicamenteux. L'expérience chimique a, en effet, constaté que les sels d'antimoine peuvent être retrouvés dans les urines huit ou dix jours après la cessation d'un traitement par leur moyen, et qu'il en est de même pour plusieurs autres médicaments. Aussi ne serait-il pas prudent de prescrire la limonade tartrique à un malade qui aurait fait usage tout récemment des antimoniaux ; car il pourrait y avoir production d'émétique, et par suite nausées, vomissements même; une préparation d'iode donnée à un malade qui aurait pris récemment du proto-chlorure de mercure pourrait déterminer chez lui formation d'iodure de mercure, et provoquer une salivation dont on ne se rendrait pas compte.

Ces possibilités, signalées par l'*Officine* ou *Répertoire général de pharmacie pratique*, ne se réalisent pas seulement à l'intérieur, mais on les constate aussi à l'extérieur, ajoute M. Dorvault, l'auteur de cet important ouvrage. En effet, dit-il, si un malade, ayant fait usage des frictions d'onguent napolitain, vient quelque temps après à se frictionner avec la pommade d'hydriodate de potasse, il y aura formation d'iodure de mercure et de potasse caustique, et celle-ci déterminera une vésication.

Ces exemples, que je pourrais multiplier, suf-

fisant, j'aime à le croire, pour vous prouver l'indispensable nécessité de connaissances chimiques de
la part de celui qui se livre à la pratique de la médecine, car leur défaut rend quelquefois inutile la
science de tout le reste, et expose à la risée un
médecin instruit et capable, ainsi que le fait judicieusement observer M. le Professeur Jaumes (1), je
me hâte de revenir à l'objet de ce cours, et vous
prie de vous rappeler qu'il doit renfermer deux enseignements, celui de la *chimie médicale* et celui de
la *pharmacie*. Or, comme je me suis bien gardé de
confondre la chimie *médicale* avec la chimie *organique*, dont le domaine est devenu immense, et
que j'ai restreint la première au cercle des connaissances utiles à l'art de formuler, laissant aux Pro-
fesseurs de physiologie, d'hygiène et de pathologie
le soin d'appliquer à leur enseignement respectif les
données de la *chimie vivante*, de même je me gar-
derai bien d'avoir la prétention de vous faire un
cours complet de *pharmacie*, qui ne serait d'ailleurs
probablement pas de votre goût. Ceux-là même,
en effet, qui, parmi vous, sont destinés à exercer
la médecine dans de petites localités où il n'y a pas
de pharmaciens, et qui seront obligés d'exécuter

_____

(1) Traité de pharmacologie spéciale, notions préliminaires, p. IV.

leurs propres prescriptions, ceux-là même, dis-je, n'ont besoin d'être initiés qu'à l'art de préparer les médicaments *magistraux*, pompeusement appelés récemment *achronizoïques*, c'est-à-dire ceux qui se préparent extemporanément, en très-peu de temps, ne sont que le mélange plus ou moins compliqué de divers médicaments, soit simples, soit composés, et doivent être généralement employés dans un délai plus ou moins court. Tels sont, pour l'usage interne, les *potions*, les *juleps*, les *loochs*, les *émulsions*, les *opiats*, les *pilules* (1); pour être employés par voie extérieure, les *liniments*, les *pommades*, les *collyres*.

Quant aux médicaments *officinaux* ou *chronizoïques*, suivant l'expression de M. Chereau, c'est-à-dire ceux qui se préparent dans les profondeurs du laboratoire, et qui constituent le fond de l'officine, leur préparation exige ordinairement trop de

---

(1) Les pilules peuvent bien, si l'on veut, se conserver indéfiniment ; mais elles ne tardent pas à se durcir, et alors elles traversent le tube digestif sans avoir subi aucune altération et sans avoir produit d'effet, ou bien elles s'accumulent dans l'intestin, et peuvent, en s'y dissolvant plus tard en trop grand nombre, donner lieu à des accidents fâcheux. Aussi convient-il de ne prescrire les pilules qu'au fur et à mesure du besoin ; et le médecin de village qui est obligé d'exécuter ses propres prescriptions doit donc savoir les préparer.

temps et de surveillance pour que vous ne vous les procuriez pas tout confectionnés. Pouvez-vous, en effet, vous exposer à être obligés d'interrompre, pour quelque cas urgent de chirurgie, la préparation d'un *sirop* ou d'un *extrait*, la distillation d'une eau médicamenteuse? Il est d'ailleurs un assez bon nombre de médicaments *officinaux* dont la préparation ne peut être faite qu'en grand, et que les pharmaciens eux-mêmes se procurent chez certains chimistes dont le laboratoire est spécialement consacré à la préparation de tel ou tel autre produit médicamenteux. Tels sont le *tartrate d'antimoine et de potasse*, vulgairement appelé *émétique*, les *sulfates* de potasse, de soude et de magnésie, purgatifs salins si usités, et les principes immédiats de certaines plantes, parmi lesquels il me suffit de citer la *morphine*, la *codéine*, la *quinine*, la *strychnine* et leurs différents sels. Il est beaucoup plus économique pour le pharmacien, dont la clientèle est plus ou moins restreinte, de se procurer ces produits dans les laboratoires des chimistes qui les préparent en grand, que de préparer eux-mêmes les petites quantités qu'ils en emploient. La préparation en est même généralement plus exacte et plus sûre.

Puisque donc, dans quelque localité que vous exerciez la médecine, vous n'aurez pas à vous occuper de la préparation des médicaments *officinaux*, à quoi bon vous exposer, dans ce cours, les prin-

cipes généraux de pharmacie sur la récolte et la
dessication des diverses parties des plantes, sur leur
pulvérisation, leur distillation, etc. ; à quoi bon
vous entretenir de l'extraction et de la conservation
des *sucs aqueux, huileux* ou *résineux, sucrés* ou
acides? A quoi bon vous détailler les règles des
différentes *solutions* par l'eau, l'alcool, le vin, le
vinaigre, l'éther, les corps gras ? Pourquoi fixer
votre attention sur la récolte et la conservation des
mouches cantharides, aussi bien que sur les divers
emplâtres dans la composition desquels elles entrent,
et que les pharmaciens les plus achalandés reçoivent
eux-mêmes, tout confectionnés, de Paris? Pourquoi
vous parler du *lavage* du soufre, de la *torréfaction*
de la rhubarbe, de la calcination de l'éponge et de
l'alun ? Nos mœurs et nos coutumes ne vous con-
damnant pas à avoir chez vous, comme le médecin
anglais (*the physician*), un homme de peine occupé
toute l'année à faire de l'onguent mercuriel, quelle
utilité y aurait-il de vous enseigner à préparer une
foule d'onguents dont il est bon sans contredit que
vous connaissiez la composition, mais que vous
pouvez vous procurer tout faits et que vous n'aurez
ensuite qu'à étendre sur de la toile ou de la peau?

A Dieu ne plaise, Messieurs, que je veuille vous
détourner de l'étude de la pharmacie, cette noble
auxiliaire de la médecine! Je ne saurais, au contraire, trop vous engager à l'étudier tout autant

que vos moments de loisir le permettront; mais j'avais à vous prouver que ce cours ne doit pas plus être un cours complet de *pharmacie*, qu'il ne doit être un cours complet de *chimie médicale*.

Que doit donc être un cours de *chimie médicale* et de *pharmacie?* Il doit n'emprunter à l'une et à l'autre de ces deux sciences que les connaissances nécessaires au médecin pour utiliser son diagnostic et rendre efficace sa thérapeutique. Or, ce choix peut-il être fait judicieusement par un chimiste, quelque haut placé qu'il soit dans la science, ou par un pharmacien, quelque habitude qu'il ait de la confection des médicaments? Non, Messieurs, celui-là seul pourra économiser votre temps, et vous enseigner la *chimie médicale* et la *pharmacie* d'une manière vraiment utile, qui, s'étant livré à la médecine pratique, aura eu à vaincre lui-même les difficultés que présentent l'*art de formuler* et l'emploi judicieux des moyens thérapeutiques. Se rappelant que vous avez étudié dans une *Faculté des sciences*, où vous avez pris le grade de bachelier, il ne vous ressassera pas les lois de la cohésion et de l'affinité, non plus que celles des fluides impondérables, lois que vous devez tous connaître; il ne vous retracera pas l'histoire des corps combustibles, simples ou binaires, métalliques ou non métalliques, ni celle des oxydes, ni celle des acides, non plus que leurs combinaisons réciproques; il ne fatiguera pas votre attention par l'exposé fort curieux, sans doute, mais dont l'à-propos n'est pas dans une Faculté de médecine, de l'extraction des métaux.

Si la chaire de *chimie médicale et de pharmacie*, vacante dans la Faculté de médecine de Montpellier, est confiée à un vrai médecin, c'est-à-dire à un docteur en médecine connaissant bien le parti que l'on peut tirer de chacune de ces deux sciences pour l'exercice de l'art de guérir, le nouveau Professeur se gardera bien de faire un double emploi de vos moments, en vous répétant ce qui vous a été appris, dans les Facultés des sciences, sur les lois auxquelles est soumise la composition des substances végétales, sur les acides et les sels auxquels celles-ci donnent lieu, sur les huiles, les savons, les résines, les baumes, les éthers, les teintures, etc., etc. Il ne se servira des notions générales, dont vous êtes déjà possesseurs sur ces différents sujets, que pour en faire ressortir les applications pharmaceutiques.

Mais aussi que de choses ne vous dira-t-il pas résultant de son expérience ou de celle d'autrui sur l'action et l'effet thérapeutique des médicaments, action et effet qu'il vous importera tant de connaître, afin de prévoir les conséquences de vos prescriptions, quand vous en formulerez ! Loin de comparer, en effet, avec M. Mialhe, l'estomac à une

cornue, le Professeur qui vous enseignera la *chimie
médicale et la pharmacie*, pour peu qu'il ait *traité*
de malades, vous confirmera dans ce que vous
ont appris déjà vos Maîtres, soit de physiologie,
soit de pathologie, soit de chimie, sur le appétits
bizarres (1) de ce viscère, et par conséquent sur
la part active qu'il prend aux scènes qui se passent
dans son sein après l'ingestion de diverses substances
médicamenteuses. Il vous révélera les diverses manières dont ces substances sont accueillies par l'organe dont la susceptibilité a le plus occupé les pa-
thologistes, et surtout Baglivi, Lacaze, Bordeu,
Grimaud, Pujol (de Castres), Broussais; et, tout
en vous prouvant que le médicament est incapable

---

(1) Combien de femmes grosses, chlorotiques ou hys-
tériques ne prennent pas plaisir à manger de la craie,
du charbon ou d'autres substances tout aussi généralement réputées dégoûtantes? Combien, au contraire, n'y
a-t-il pas d'individus dont l'estomac ne peut pas sup-
porter le melon ou tel autre fruit, le fromage ou tel autre
produit du lait ou le lait lui-même? Combien ne ren-
contre-t-on pas de personnes dont l'estomac digère
beaucoup mieux les aliments gras que les aliments
maigres, et *vice versâ*? Quelle influence n'exerce pas
sur le centre épigastrique le souvenir d'une indigestion
par tel mets ou telle boisson? Combien de fois ce souvenir ne réveille-t-il pas une répugnance à jamais invin-

de rien produire lui-même, c'est-à-dire sans le concours de la force vitale, non-seulement de l'estomac,
mais encore de toute l'économie animale, il vous
initiera aux *mutations affectives*, que le Professeur
Jaumes a si savamment exposées dans son *Essai de
pharmacologie thérapeutique générale*, et qui s'obser-
vent aussi bien dans les cas où le médicament est
administré par voie d'absorption, soit intestinale
(méthode de Kœmpf), soit cutanée (méthode ia-
traleptique), que dans les cas où le médicament est
administré par ingestion stomacale.

D'après les diverses considérations dans lesquelles
je viens d'entrer, il est aisé de comprendre, Messieurs,

---

cible? En présence de ces faits, et d'un foule d'autres
du même genre, jen e comprends pas que M. Mialhe
puisse dire * : « Et aux praticiens qui professent que dans
» l'étude des phénomènes de la digestion on ne saurait
» comparer l'estomac à une cornue, je répondrai qu'à
» cet égard mon opinion est tout-à-fait opposée à la
» leur. » Il n'est permis, en bonne logique, d'avoir
une opinion particulière que dans le cas d'absence complète de preuves, ou bien lorsqu'aux faits prouvant *oui*
l'on peut en opposer d'autres prouvant *non*. Or, par
quels exemples M. Mialhe peut-il prouver que l'estomac
n'a pas son autocratie? Ce viscère peut bien ne pas en
user dans certains cas; mais mille exemples plus ou
moins semblables à ceux que j'ai cités n'en démontrent
pas moins l'existence.

(*) **Traité de l'art de formuler, p. 15.**

quel sera le plan que je suivrai dans ce cours. Aussi ne
vous le détaillerai-je pas, ne serait-ce que pour éviter
d'être trop long. Je me contenterai de vous dire que
je vous donnerai une description exacte des médicaments simples, quel que soit celui des trois règnes
auquel ils appartiennent, et vous ferai connaître la
composition chimique des médicaments composés ;
que je vous indiquerai les différents noms sous lesquels chacun d'eux est connu, soit dans le langage
vulgaire, soit dans le langage scientifique, ainsi que
les différents aspects sous lesquels le commerce nous
présente plusieurs d'entre eux, qui, par leur dessication ou par leur mode d'extraction, paraissent dif-
férer de ce qu'ils étaient, à l'état frais ; que je vous
tiendrai en garde contre les altérations et les sophis-
tications dont un grand nombre est susceptible ; que
je vous dirai quelles sont les propriétés thérapeutiques
attribuées à chacun d'eux, ainsi que les doses auxquelles on a coutume de les prescrire, les mélanges
qu'on a l'habitude d'en faire, ou les combinaisons
dans lesquelles ils entrent ordinairement, le mode
le plus convenable pour opérer ces mélanges ou ces
combinaisons, les réactions qu'ils exercent, soit à
l'égard les uns des autres, soit sur l'économie animale tant de l'homme sain que de l'homme malade.
Rien n'est plus juste, en effet, que de donner, dans
un cours de *chimie médicale et de pharmacie*, toutes
les notions propres au médicament.

5

Mais puisque je trouve irrationnel de considérer l'estomac de l'homme comme une cornue, c'est-à-dire semblable à un vase inerte, ainsi que l'est l'estomac d'un cadavre; puisque, d'ailleurs, la réaction de toute l'économie animale à l'égard du médicament est démontrée par l'efficacité de celui-ci lorsqu'il est administré par toute autre voie que par l'ingestion stomacale, il serait illogique de ne pas joindre aux notions diverses sur le médicament certaines notions relatives au corps vivant de l'homme, car le médicament, aussi bien que tout autre *stimulus*, est incapable de produire par lui-même aucun effet; celui-ci n'a sa raison d'être que dans la capacité virtuelle dont jouit le corps vivant, de sentir et d'agir de certaines manières, après certaines provocations, comme le fait judicieusement observer M. le Professeur Jaumes (1), qui résume sa pensée, de la manière la plus heureuse, en ajoutant (p. 33): ce que quelques pharmacologistes appellent *force du médicament* est une abstraction qu'il est impossible de concevoir hors du corps vivant.

Toutefois les notions anthropologiques que je joindrai aux notions médicamenteuses n'auront pour but que de donner plus de valeur à ces dernières,

_____

(1) Essai de pharmacologie thérapeutique générale, p. 6.

et seront puisées pour la plupart dans l'expérience
clinique C'est sur elle, en effet, que je m'appuierai
pour vous apprendre à choisir suivant l'âge , le
sexe, le tempérament, l'idiosyncrasie vraie ou
imaginaire, et surtout suivant l'état morbide et ses
complications, les divers médicaments simples ou
composés que je vous aurai fait connaître au point
de vue pharmaceutique. C'est encore à l'expérience
clinique que je ferai appel , quand, avec M. le
Professeur Golfin (1), je vous signalerai le parti que
vous pourrez tirer de l'association de plusieurs
médicaments, doués des mêmes propriétés, pour
augmenter leur puissance thérapeutique, ou quand
je vous démontrerai, avec cet habile praticien ,
qu'un médicament qui n'exerce aucune action chimique sur un autre, dont les propriétés sont différentes, peut néanmoins en augmenter l'efficacité en
rendant l'économie animale plus sensible à l'action
de celui-ci. Enfin c'est toujours d'après l'expérience
clinique que je vous ferai observer, avec M. le Professeur Soubeiran, que si, en théorie, il ne peut
manquer d'y avoir avantage à préférer les principes
immédiats des médicaments, il n'en est pas toujours
de même dans la pratique. Aussi, le Professeur de

---

(1) Études thérapeutiques sur la pharmacodynamie,
p. 167 et 168.

Paris, qui cultive la chimie et la pharmacie avec
autant d'habileté qu'il les enseigne avec éclat,
donna-t-il, dans sa première leçon de 1854, un
avis par lequel je terminerai : appelons-en du chimiste
à l'expérience du médecin.

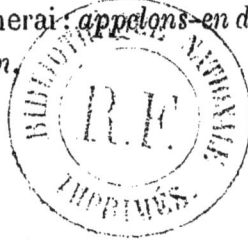

FIN.

Ouvrages du même auteur.

—

PARALLÈLE DES AFFECTIONS INFLAMMATOIRES ET DES AFFECTIONS CATARRHALES ; 1839.

DE LA PERCUSSION ET DE L'AUSCULTATION DANS LES MALADIES CHIRURGICALES ; 1842.

DES MALADIES CHIRURGICALES ENDÉMIQUES ; déterminer les causes qui leur donnent naissance, et la thérapeutique qui leur convient ; 1843.

DÉTERMINER L'ACTION DES MÉDICAMENTS ADMINISTRÉS A HAUTE DOSE, ET LES CAS DANS LESQUELS ILS DOIVENT ÊTRE PRÉFÉRÉS ; 1848.

EXAMINER, AU POINT DE VUE CRITIQUE, L'ÉTAT ACTUEL DE LA SCIENCE ET DE LA PRATIQUE OBSTÉTRICALES ; 1848.

PARALLÈLE DES MALADIES AIGUËS ET DES MALADIES CHRONIQUES ; 1848.

EXPOSITION SOMMAIRE DES PRINCIPALES DOCTRINES MÉDICALES ; 1850.

DE L'APPLICATION DES SCIENCES PHYSIQUES ET CHIMIQUES A LA PATHOLOGIE ET A LA THÉRAPEUTIQUE GÉNÉRALES ; 1850.

COMPTE-RENDU de la clinique chirurgicale de l'Hôtel-Dieu de Montpellier ; 1850.

OBSERVATIONS DE CLINIQUE MÉDICALE ; 1852.

DE L'INFLUENCE DES TRAVAUX ET DES DÉCOUVERTES ANATOMIQUES depuis Vésale, sur les progrès de la pathologie chirurgicale. 2e édition, avec des notes ; 1852.

DE L'INNOCUITÉ DU SEIGLE ERGOTÉ quand il est bien administré ; 1855.

ÉTUDE DU CHOLÉRA-MORBUS, à l'usage des gens du monde non médical ; 4e édition, 1855.

DES CAUTÈRES ET DE LEUR VALEUR EN THÉRAPEUTIQUE ; 1856.

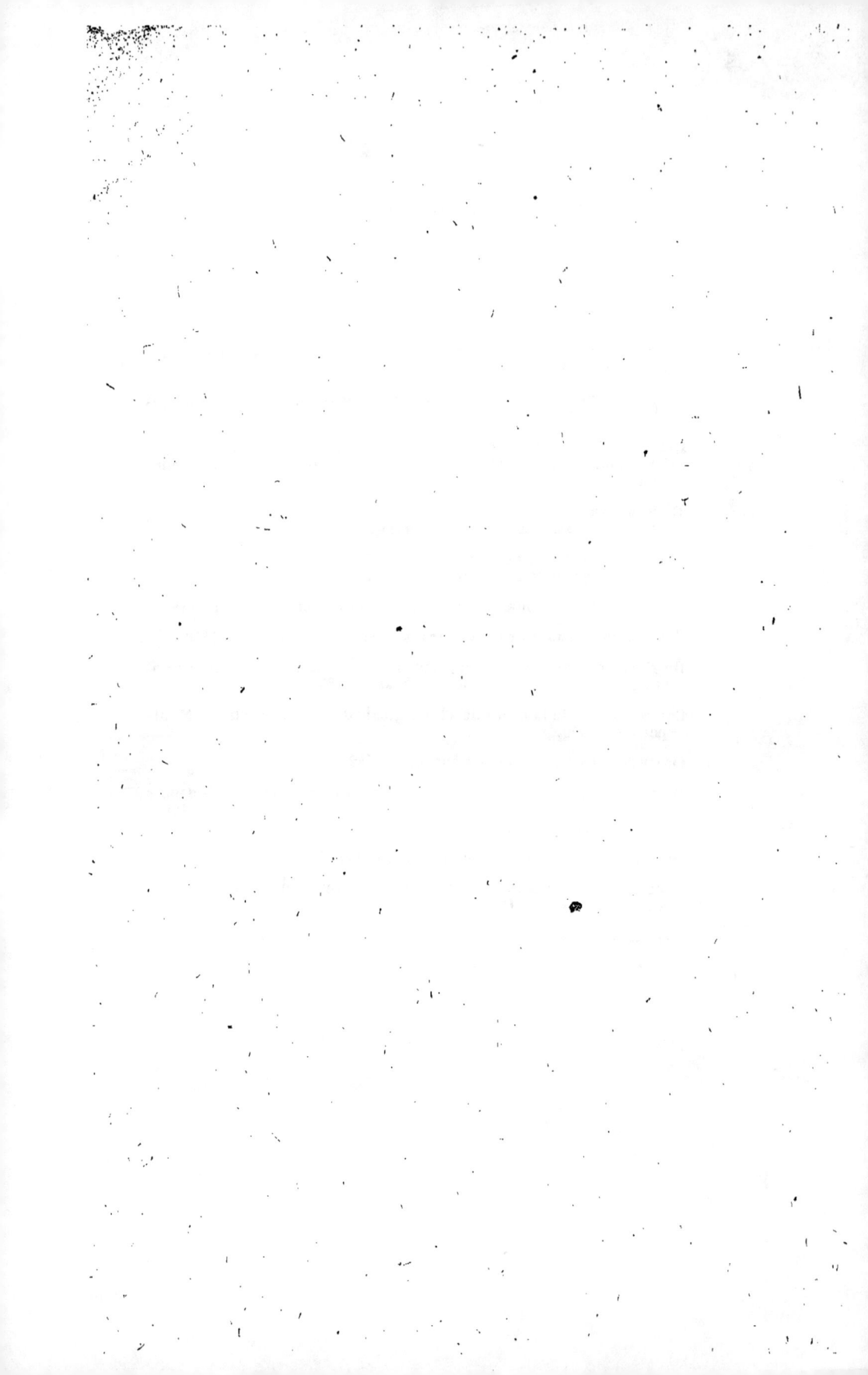

www.ingramcontent.com/pod-product-compliance
Lightning Source LLC
Chambersburg PA
CBHW070828210326
41520CB00011B/2165